常用
临床病理特殊染色
操作手册（彩图版）

主　审 ◎ 王　曦

主　编 ◎ 瞿智玲　苗　娜

U0364071

编　者（以姓氏笔画为序）

王志强（新疆医科大学第二附属医院）

代　维（华中科技大学同济医学院附属同济医院）

刘　铭（新疆医科大学第一附属医院）

刘书毅（华中科技大学同济医学院附属同济医院）

苗　娜（新疆医科大学第一附属医院）

徐　惠（华中科技大学同济医学院）

瞿智玲（华中科技大学同济医学院）

华中科技大学出版社
http://press.hust.edu.cn
中国·武汉

图书在版编目（CIP）数据

常用临床病理特殊染色操作手册：彩图版/瞿智玲，苗娜主编.—武汉：
华中科技大学出版社，2024.4
ISBN 978-7-5772-0757-5

Ⅰ.①常… Ⅱ.①瞿… ②苗… Ⅲ.①病理学-手册 Ⅳ.①R36-62

中国国家版本馆 CIP 数据核字（2024）第 079612 号

常用临床病理特殊染色
操作手册（彩图版）　　　　　　　　　　瞿智玲　苗　娜　主编
Changyong Linchuang Bingli Teshu Ranse
Caozuo Shouce（Caitu Ban）

策划编辑：汪飒婷　　　　　　　　　　　　　　责任编辑：郭逸贤
封面设计：廖亚萍　　　　　　　　　　　　　　责任校对：朱　霞
责任监印：周治超
出版发行：华中科技大学出版社（中国·武汉）　　电话：(027)81321913
　　　　　武汉市东湖新技术开发区华工科技园　　邮编：430223
录　　排：华中科技大学惠友文印中心
印　　刷：湖北金港彩印有限公司
开　　本：787mm×1092mm　1/32
印　　张：3.375
字　　数：78 千字
版　　次：2024 年 4 月第 1 版第 1 次印刷
定　　价：32.00 元

内 容 简 介

　　本书是一部非常实用的技术参考手册,主要介绍了临床病理常用的特殊染色的分类、发展历史、原理、意义、特点及相关概念,详细介绍了临床病理常用特殊染色方法的具体操作、结果判读和注意事项以及肾活检病理技术,图文并茂,方便读者对照自学。

　　本书以实践为主,将个人经验融入经典方法,与现今试剂应用市场相适应,实用性、可操作性强,适用于临床病理技术工作者及病理医生、肾内科技术人员和病理学、组织学、生物学教学和科研人员。

前　言

　　特殊染色是一项传统的病理技术,也是临床病理工作和科研工作中的一项重要检测手段。特殊染色的种类有百余种,常用于临床的就有十多种。目前有关特殊染色的参考书籍较少,只有很少一部分病理工作是在科室前辈的指导下完成的,大部分工作都靠技术员自己摸索。由于对特殊染色认识不足,很多病理医生不知道如何对特殊染色切片进行判读。鉴于此,笔者选用日常工作中适用于甲醛固定组织的特殊染色方法,具有易操作、结果对比鲜明的特点,同时考虑到配制试剂的不稳定性及试剂购置、保存等问题,书中所用试剂均选择常用市售试剂,重点介绍操作过程中需要注意的关键步骤。为了方便染色结果的判读,书中附有笔者在工作中收集到的典型病例,以供参考。同时为了便于读者理解操作,在每种染色方法后附有操作视频二维码,可扫码观看。在此特别感谢视频制作单位珠海贝索生物技术有限公司的大力支持。

　　肾活检是临床病理工作中特殊且重要的内容,涉及 Masson染色、过碘酸希夫染色(PAS 染色)、六胺银染色和甲醇刚果红染色四项特殊染色,有特殊的制片要求,因此单列一章。为保证这部分内容的完整性,肾活检组织石蜡标本制作及免疫荧光染色也在本章中一并介绍。

本书可操作性、实用性强，颇具参考价值。希望本书的出版对各位临床病理技术工作者有所裨益，并恳请大家提出宝贵意见。

编　者

目　录

第一章　特殊染色概论 ……………………………………… 1

第二章　病原微生物染色 …………………………………… 12
　第一节　抗酸染色 ………………………………………… 12
　第二节　真菌染色 ………………………………………… 15
　第三节　改良 Warthin-Starry 硝酸银染色 …………… 26

第三章　黏液染色 …………………………………………… 29
　第一节　中性黏液染色 …………………………………… 29
　第二节　酸性黏液染色 …………………………………… 31
　第三节　混合性黏液染色 ………………………………… 34

第四章　弹力纤维染色 ……………………………………… 38

第五章　网状纤维染色 ……………………………………… 43

第六章　胶原纤维染色 ……………………………………… 50

第七章　病理性沉积物染色 ………………………………… 54
　第一节　淀粉样物质染色 ………………………………… 54

第二节　铁染色 ·· 57

第三节　铜染色 ·· 59

第四节　纤维素染色 ·· 61

第八章　髓鞘染色 ·· 65

第九章　肾活检病理技术 ··· 68

第一节　肾活检的光镜技术 ···································· 69

第二节　肾活检的免疫荧光染色 ····························· 79

第十章　特殊染色常用设备及器皿 ························· 89

第十一章　器皿洁净处理 ··· 96

参考文献 ·· 98

第一章

特殊染色概论

生物学染色是指染色剂和组织细胞内特定成分相结合,使组织成分呈现不同颜色或者不同的折射率,在显微镜下进行观察。在病理研究中我们经常会用到苏木素-伊红染色(简称 HE 染色)、特殊染色、免疫组织化学染色、酶组织化学染色、原位杂交等染色技术,使被观察的组织成分呈现不同的颜色,在显微镜下供研究者进行定性或定量分析。特殊染色是一大类传统和经典的染色方法,至今没有更直观的新技术可以将其取代。究其原因,一方面是由于其本身具有特异性强、简单、快捷、价廉的特点,另一方面是目前还没有能直接、清晰显示组织细胞内外特殊化学物质(如胶原纤维、网状纤维、含铁血黄素、黑色素、淀粉样物质、基底膜等)的简便易行的方法和技术。特殊染色技术本身也在不断地发展和完善,如弹力纤维染色在临床病理诊断中被广泛用于恶性肿瘤侵袭性的判断,网状纤维染色被广泛用于脑垂体腺瘤和肾上腺皮质腺瘤及卵巢颗粒细胞瘤的辅助诊断等。

一、特殊染色的定义

特殊染色是专门用于显示某些特定着染目标物质的一类染色方法,又称为选择性染色。其着染目标物质可以是组织或细胞中的正常成分,也可以是疾病导致的增多或减少的正常组织成分,还可以是疾病过程中出现的异常物质、病原微生物等。

二、特殊染色的发展历史

染色的历史最早追溯到公元前,人们从动植物及矿物中提炼靛蓝、朱砂、铅粉等天然染料,用于印染纺织物。1714 年荷兰显微镜学家、微生物学的开拓者 Leeuwenhoek 用茜红花天然染料染肌纤维,用于肌肉组织的研究;1770 年英国植物生理学家 Hill 开始用染色方法进行生物形态镜检;1838 年德国微生物学家 Ehrenberg 用胭脂和靛蓝染活的微生物;1858 年德国染色之父 Gerlach 将胭脂红应用于组织学染色。1856 年,英国化学家 William Henry Perkin 发现了苯胺紫,从此开创了人工合成染色剂的时代,极大地扩展了染色剂的可用范围。

早期人们主要采用天然染料,受天然染料的种类限制,只能进行一些简单的染色,19 世纪中期人工合成染色剂的出现,促进了生物学染色的发展。生物学染色的历史并不长,但在 19 世纪中期和 20 世纪得到快速发展,人们至今仍然广泛使用的 HE 染色,是经历几代人的改良之后形成的稳定的染色方法。最早的特殊染色多为金属浸染法,其中又以银化合物为主,随后发现可用苦味酸染肌纤维。Van Gieson 将苦味酸和酸性品红混合用于染神经组织,后用于染结缔组织,称为 Van Gieson 染色(简称 V.G 染色)。美蓝与碳酸钾配制的染色剂用于染肥大细胞,并且具有异染性。还有苏丹类染色剂用于染脂肪,酸性品红、苯胺蓝和橘黄 G 用于区分结缔组织和肌肉组织等,这些染色剂和染色方法一直沿用至今。

三、特殊染色的基本原理

特殊染色的基本原理包括物理作用和化学反应,大多两者兼有。

(一)物理作用

1. 沉淀 重金属盐沉着于着染目标物质表面而呈现重金属盐的颜色,往往是黑色,如银氨染液可浸染网状纤维。

2. 溶解和吸收作用 脂质被苏丹类染色剂染色,就是利用苏丹类染色剂在脂质中的溶解度大于其在酒精中的溶解度,所以当苏丹类染色剂(溶剂是酒精)与组织细胞中的脂质接触时,苏丹类染色剂可从溶液中转移至脂质中而使脂质着色。

3. 渗透吸附和毛细虹吸作用 染色剂通过这种作用被吸收或者吸附到组织细胞的小孔中,如 V.G 染色、Masson 染色。这种染色的成败和效果取决于染色剂的相对分子质量大小和组织的渗透性(组织的疏松致密程度)。一般先进行相对分子质量小的染色剂染色,再依次进行相对分子质量的染色剂染色。

(二)化学反应

1. 无机化学反应 普鲁士蓝染色,在酸性条件下,三价铁离子与亚铁氰化钾反应生成蓝色的亚铁氰化铁沉淀。

$$4Fe^{3+} + 3K_4Fe(CN)_6 \longrightarrow Fe_4[Fe(CN)_6]_3 + 12K^+$$

2. 有机化学反应 阴阳离子反应,在一定 pH 的溶液中,染色剂和着染目标物质分别电离成带不同电荷的离子,阴阳离子发生化学反应而着色。

四、特殊染色的意义

特殊染色的发展历史不长,但在病理学上特殊染色是常规 HE 染色的必要补充,在临床病理诊断中起着不可替代的辅助作用。

1. 显示病原微生物 病原微生物(如抗酸菌、真菌等)在常规 HE 染色切片中不着色或着色不明显,不易观察到,采用不同的特殊染色方法,可将其清晰地显示出来。特殊染色是临床病理诊断感染性疾病的重要辅助手段,如抗酸染色可显示结核分枝杆菌。

常规 HE 切片镜下观察到坏死性、肉芽肿性及非肿瘤性结节性病变时,常联合使用抗酸染色、PAS 染色和六胺银染色三种染色方法以排除某些病原微生物感染。

2. 显示组织细胞中的正常成分 正常组织细胞中的多糖、黏液、胶原纤维、弹力纤维、网状纤维等成分在常规 HE 染色中无法辨别,用相应的特殊染色方法可将其显示出来,如 V. G 染色可区分胶原纤维(红色)和肌纤维(黄色)、Masson 染色可清晰地显示胶原纤维、PAS 染色和 D-PAS 染色联合可鉴别糖原。

3. 鉴别胞质内的圆形空泡 可用苏丹类染色,以判断是否有脂滴。为保证脂滴不被酒精、二甲苯等溶剂溶解,苏丹类染色时需要制作冰冻切片进行染色。

4. 黏液染色的临床应用 阿尔辛蓝染色(AB 染色)可显示间质中和细胞内的酸性黏液,而黏液卡红染色可显示上皮来源的酸性黏液,用于鉴别癌细胞是否为腺上皮来源。阿尔辛蓝-过碘酸希夫染色(AB-PAS 染色)可用于胃黏膜肠上皮化生的判断,正常胃黏膜上皮分泌中性黏液,其 PAS 染色阳性,发生肠上皮化生的胃黏膜上皮分泌混合黏液,AB-PAS 染色可将不同黏液区分开来。黏液染色还可以辅助黏液表皮样癌的诊断及腺癌和鳞癌的鉴别诊断:黏液表皮样癌经淀粉酶消化处理后,遇希夫试剂显色仍正常,即 PAS 染色和 D-PAS 染色均阳性;PAS 染色、D-PAS 染色和黏液卡红染色均阳性时,可判断为腺上皮来源。

5. 网状纤维染色的临床应用

(1)鉴别肿瘤类型 根据网状纤维的分布(是在癌巢周围还是在单个癌细胞周围)可鉴别低分化癌和肉瘤、卵巢颗粒细胞瘤与卵泡膜细胞瘤、肾上腺皮质腺瘤和肾上腺皮质癌及脑垂体腺瘤等。低分化癌癌巢周围可见网状纤维包裹,癌细胞周围缺乏网状纤维,而肉瘤细胞之间往往可见网状纤维分布。卵泡膜细胞瘤伴黄素化时,往往难以与卵巢颗粒细胞瘤相区别,网状纤维染色可将其区分,卵泡膜细胞瘤的网状纤维分布于单个肿瘤细胞周围,而卵巢颗粒细胞瘤的网状纤维则分布于肿瘤细胞团周围,单个肿瘤细胞周围网状纤维缺失。在肾上腺皮质癌组织中,网状纤维被破坏而分布不规则,在肾上腺皮质腺瘤和脑垂体腺瘤组织中,网状纤维分布规则。

(2)在肝脏疾病诊断中的辅助作用 肝细胞癌早期或者高分化肝细胞癌,癌细胞周围的网状纤维表达缺失是一个重要的辅助诊断指标;肝纤维化时,网状纤维染色结合 Masson 染色后,根据网状纤维和胶原纤维的分布,可以判断肝纤维化程度及分期。

(3)鉴别炎症细胞和癌细胞 在组织活检中,网状纤维染色有助于鉴别一些深染的成团细胞是炎症细胞团还是癌细胞团:癌细胞可有巢状或索状结构,细胞团周围可见网状纤维,而炎症细胞不成巢,故没有网状纤维或者网状纤维分布不规则。

(4)鉴别脑膜瘤和星形细胞瘤 脑膜瘤瘤组织中网状纤维散在分布,而星形细胞瘤属于胶质瘤,瘤组织中不见网状纤维。

(5)鉴别软骨黏液样纤维瘤和黏液肉瘤 软骨黏液样纤维瘤瘤组织中具有丰富的网状纤维,而黏液肉瘤则很少见或者不见网状纤维。

6. 弹力纤维染色的临床应用 人体弹力纤维主要分布在皮肤、血管壁、气管支气管壁、肺泡壁等处,其破坏、增生、断裂和崩解可反映组织、器官的病变程度,弹力纤维染色可将这些病变清晰地显示出来,与其他组织成分相区分。在肿瘤性疾病中,弹力纤维染色可提示特定肿瘤类型和有无肿瘤浸润。背部的弹力纤维瘤,是一种较少见的软组织肿瘤,HE 切片中容易忽略导致漏诊,弹力纤维染色可将其清晰地显示出来(呈球状或者颗粒状分布)。乳腺导管原位癌伴局部弹力纤维增生,常提示早期浸润。近年来常借助弹力纤维染色评估肺癌组织对胸膜的侵犯及恶性肿瘤对脉管的侵犯。弹力纤维和胶原纤维在 HE 染色中均呈红色,弹力纤维染色和胶原纤维染色联合应用,可将二者区别开来。

7. 胶原纤维染色的临床应用 主要用于胶原纤维和肌纤维的鉴别、组织纤维化程度的判断及心肌活检组织的定性诊断。根据不同纤维组织的着色特点,胶原纤维染色可用于鉴别 HE 染色中同样红染的纤维组织是肌纤维源性还是胶原纤维源性还可用于良、恶性高血压的鉴别:良性高血压细小动脉玻璃样变,V. G 染色和 Masson 染色阳性;恶性高血压小动脉壁为纤维素样坏死和增生性细动脉硬化,V. G 染色和 Masson 染色阴性。

这一特点还可用于判断血管的玻璃样变和淀粉样变:淀粉样变的小动脉壁V. G染色呈黄色,而玻璃样变的小动脉壁 V. G 染色呈红色。亦可对慢性炎症导致的纤维化病变进行判断,机化、纤维化和瘢痕形成时,出现胶原纤维增生,Masson 染色可显示胶原纤维新鲜和陈旧的变化。此外,V. G 染色常作为其他特殊染色的衬染,显示主要组织形态结构,如维多利亚蓝染色时,用V. G染色衬染后颜色对比度大,且可显示组织结构层次。

8. 某些代谢性疾病的辅助诊断　患有某些代谢性疾病时,细胞内可产生特殊的沉积物。肝细胞内铜染色阳性,可辅助诊断肝豆状核变性。

五、特殊染色的特点

特殊染色种类多、试剂多、着染目标物质复杂,因此具有染色原理不统一、染色流程不统一、染色结果呈现的颜色也不统一的特点。此外,同一种物质采用不同的染色方法显示出不同的颜色,如胶原纤维在 Masson 染色中显示蓝色(苯胺蓝)或绿色(亮绿),在网状纤维染色中显示棕黄色,在 V. G 染色中显示红色。

特殊染色具有一定的特异性,表现为一种染色方法只能染一种物质,如铁染色只能显示三价铁离子,网状纤维染色能清晰地显示网状纤维等。特殊染色的这种特异性又是相对的,表现为一法多用、一物多法。一法多用即一种染色方法可显示多种物质,如 PAS 染色可染糖原、中性黏液、真菌等;一物多法即一种物质可用多种方法显示,如弹力纤维可用维多利亚蓝染色、醛品红染色、间苯二酚碱性品红染色、地衣红染色等。

随着对疾病变化的认识和多学科的融合,特殊染色也有了新的临床应用,如维多利亚蓝染色用于恶性肿瘤被膜和脉管侵犯的判断,网状纤维染色辅助肾上腺皮质腺瘤和脑垂体腺瘤的判断等,以后可能还会开发出更多的临床应用。

六、特殊染色的分类和命名

(一)特殊染色的分类

通常按照着染目标物质将特殊染色方法分为病原微生物染色、黏液染色、结缔组织染色、网状纤维染色、弹力纤维染色、病理性沉积物染色等。

(二)特殊染色的命名

1. 根据染色剂名称命名　如苏丹类染色、PAS 染色、维多利亚蓝染色等。

2. 根据着染目标物质命名　如网状纤维染色、弹力纤维染色、铜染色等。

3. 根据发明者名字命名　如 Van Gieson(V. G)染色等。

4. 根据化学反应命名　如普鲁士蓝染色。

5. 混合命名　试剂加人名,如 Gordon-Sweets 染色。

七、特殊染色方法的选择原则

特殊染色方法的选择遵循以下原则。

(1)选择特异性高、传统或者经典的染色方法。

（2）选择试剂易得、易保存的染色方法。

（3）染色方法操作简单。

（4）染色结果对比鲜明。

（5）有时需要两种或两种以上方法相互印证，如显示真菌时常同时进行 PAS 染色和六胺银染色，以免误诊、漏诊。

八、决定特殊染色成功与否以及染色效果的关键因素

1. 染色剂的性状　包括染色剂的浓度、pH 等。

2. 染色时间　特别是进行性染色，过染则退不掉，如六胺银染色等。

3. 染色环境　包括室温、染色过程所处环境（温箱或水浴锅）温度及染色剂温度（冰箱保存的染色剂需提前半小时拿出复温）。特殊染色涉及各种化学反应，受环境温度的影响，染色时间在夏季时相应缩短，在冬季时相应延长。

九、特殊染色中相关的几组概念

（一）进行性染色与退行性染色

1. 进行性染色　又称渐进性染色。染色过程中着染目标物质自浅到深逐渐着色，其他组织成分不着色或者着色很浅。需要随时观察，达到所需要的着色强度时即终止染色。其特点是不宜过染，一旦过染则不易褪色。例如，脂肪组织采用苏丹类染色、黏液卡红染色及六胺银染色均属进行性染色。

2. 退行性染色　又称后退性染色。染色时,先将组织深染,超过其正常所需程度,然后用分化剂有选择地分化不该着色部分,使应该着色部分清晰。例如,苏木素染色可用于退行性染色。

（二）直接染色和间接染色

1. 直接染色　染色剂和组织成分直接结合着色的染色,如铁染色。

2. 间接染色　染色剂不能直接与组织成分结合或者结合能力很弱,必须借助媒染剂,才能使染色剂和组织成分有效结合着色,如网状纤维染色借助硫酸铁铵媒染剂进行染色。

（三）媒染剂和促染剂

1. 媒染剂　通常是二价或者三价金属如铝、铁的硫酸盐或者氢氧化物。使用媒染剂时,可将其加在染液中,例如,配制苏木素染液时,将媒染剂硫酸铝钾加在染液中。媒染剂亦可单独配制,在染色前使用,例如,网状纤维染色时,可先用媒染剂硫酸铁铵处理组织切片,增强网状纤维与银氨染液的结合。媒染剂还可以用于染色后,以增强染色剂与组织成分的结合。

2. 促染剂　用以加强染色剂和组织成分结合能力的物质。冰醋酸是最常用的促染剂。

3. 两者的区别　媒染剂和促染剂有本质的不同,媒染剂直接参加化学反应,与染色剂形成沉着在组织成分中的有色物质——"色淀",而促染剂本身不参加化学反应。媒染剂是间接染色中不可缺少的,没有媒染剂的存在,化学反应几乎不能完成,而促染剂即使不存在,化学反应仍能进行,只不过促染剂能使化学反应增强。需要注意的是,有些媒染剂除了媒染作用外,还有分化的作用,这时候就需要细心观察、积累经验,以达到媒染和分化合适的效果。

(四)正色反应与变色反应

1. 正色反应　着染目标物质最后呈现的颜色和染色剂原有颜色相同。大多数染色方法都是正色反应。

2. 变色反应　着染目标物质最后呈现的颜色和染色剂原有颜色不同,又称异染现象。肥大细胞的甲苯胺蓝染色属于典型的变色反应。

十、特殊染色的要求

1. 特殊染色对组织的要求
(1)本书所选方法均为适合中性甲醛固定液固定的组织。
(2)选择病变典型的蜡块组织制片。
(3)切片完整、平整、厚薄均一。

2. 特殊染色对操作的要求　染色过程中需严格按照规范化流程操作,特别是染色时间、染色温度的控制,大多数步骤应注意防止切片组织干化,极少数需要风干或者吹干的步骤除外。

3. 特殊染色对技术员的要求　熟知各种染色方法所对应的着染目标物质及各种染色剂的基本特性,掌握每种特殊染色的正确操作,能正确判断染色结果;掌握染色方法,并能随时解决染色过程中出现的意外。

4. 特殊染色对诊断医生的要求　熟知每种特殊染色的临床应用;正确判读特殊染色切片;仅依靠特殊染色不能作出诊断时,必须要结合 HE 染色等进行综合分析。

第二章

病原微生物染色

第一节 抗酸染色

针对抗酸杆菌的染色主要为经典的齐-内染色（Ziehl-Neelsen染色），即苯酚碱性品红法。该法染色流程简单、时间短，其缺点是阳性率低。

一、染色原理

Ziehl-Neelsen染色是一种针对抗酸杆菌的传统和经典的染色方法。抗酸杆菌菌体壁上含有脂质、蛋白质和多糖，并由糖脂形成了一个蜡质外壳，这种蜡质外壳能与石炭酸品红结合形成红色复合物。该法因染色后可抵抗酸的脱色作用而称为抗酸

抗酸染色

参考操作视频

染色,常见的抗酸杆菌有结核分枝杆菌和麻风杆菌。

二、染色流程

（1）切片（厚 3～5 μm），烘烤 30 min，趁热放入脱蜡剂脱蜡，重复 3 次，共计 15～20 min。

（2）从脱蜡剂中取出切片,将组织周围脱蜡剂擦干,自然晾干。

（3）流水冲洗至切片透明,滴加石炭酸品红,室温加盖 20～30 min。

（4）切片稍水洗,上架,放入 5% 盐酸溶液浸泡 5 min。

（5）取出切片,流水冲洗,滴加 1% 盐酸酒精溶液数秒,并轻轻吹打 2～3 次至切片呈粉红色至无色,充分洗去多余染液,流水冲洗。

（6）滴加亚甲蓝染液数秒,水洗。

（7）切片烘干,二甲苯快速透明,中性树胶封片。

三、染色结果

抗酸杆菌呈红色,其余组织呈深浅不等的蓝色。需要注意的是抗酸染色阳性不能诊断为结核病,因为其他分枝杆菌抗酸染色也是阳性。因其阳性率较低,抗酸染色阴性时并不能排除结核病。

四、典型病例图示

结核分枝杆菌为细长、稍弯曲的杆状菌,在病理组织中具有多形性,如颗粒状、短棒状、长短不等的杆状等。量少时散在分布,量多时成簇,多见于结核性干酪样坏死灶中(图 2-1、图 2-2)。

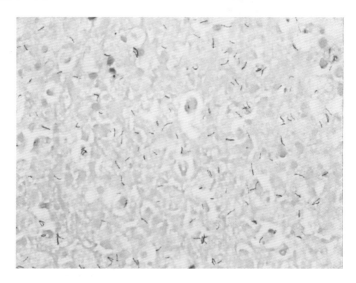

图 2-1　散在分布的结核分枝杆菌

注:呈杆状,稍弯曲。抗酸染色呈紫红色,40×。

五、染色注意事项

(1) 整个染色过程中避免接触酒精,二甲苯透明应快速,以提高阳性率。

(2) 将切片从染液中取出后,先用 5‰盐酸溶液除去多余染液,再分化。此步骤是为了避免长时间接触分化液(酸性分化液

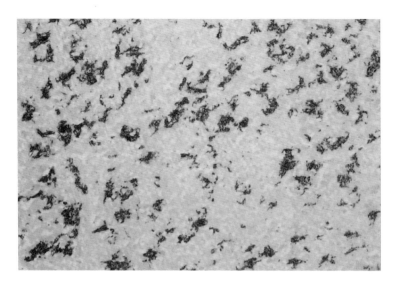

图 2-2　成簇分布的结核分枝杆菌横切面

注:抗酸染色呈紫红色,20×。

用 70%～80%酒精配制)而导致阳性率降低,也可用硫酸溶液替代盐酸溶液。

第二节　真菌染色

临床病理工作中常见的真菌包括新型隐球菌、假丝酵母菌(又称念珠菌)、曲霉菌、毛霉菌、粗球孢子菌等。PAS 染色和六胺银染色均可显示各种真菌的菌丝或者孢子,实际工作中常将两种方法配合使用,相互印证。

一、PAS 染色

(一)染色原理

高碘酸能断开多糖结构中的氨羟基或者乙二醇基,将其氧化生成醛基;醛基与希夫试剂(雪芙试剂)中的无色品红结合生成红色至紫红色的复合物。

(二)染色流程

(1)切片(厚 3～5 μm),烘烤 30 min,趁热放入脱蜡剂脱蜡,重复 3 次,共计 20 min。

(2)无水酒精浸泡 3 次,每次 1 min,流水冲洗。

(3)滴加高碘酸溶液氧化 10 min,流水冲洗。

(4)滴加希夫试剂,反应 20～30 min,加盖避光,流水冲洗。

(5)滴加苏木素染液,反应 3～5 min,流水冲洗。

(6)滴加 0.5%盐酸酒精溶液快速分化,流水冲洗。

(7)滴加 1%氨水返蓝,流水冲洗。

(8)常规脱水,二甲苯透明,中性树胶封片。

(三)染色结果

真菌呈紫红色,细胞核呈蓝色。

(四)典型病例图示

详见图 2-3 至图 2-9。

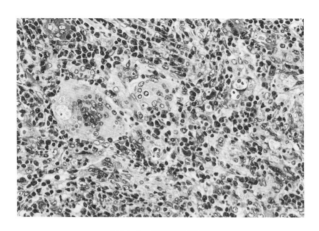

图 2-3　新型隐球菌

注:常见于多核巨细胞内,新型隐球菌孢子呈圆形或卵圆形,有厚壁荚膜和空晕,大
小相差很大,直径 4~7 μm,也可达 20 μm,PAS 染色呈深浅不一的紫红色,20×。

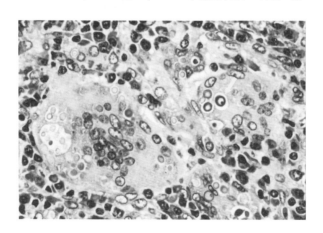

图 2-4　多核巨细胞内新型隐球菌

注:箭头示厚壁荚膜及周围空晕,PAS 染色呈深浅不一紫红色,40×。

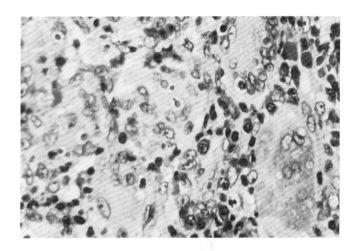

图 2-5　新型隐球菌出芽

注:箭头示新型隐球菌出芽现象,40×。

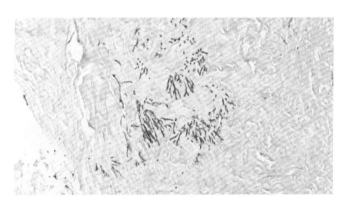

图 2-6　曲霉菌

注:菌丝粗细均匀,可见分隔及 45°角分支,并可见许多圆形或者不规则的孢子,PAS 染色呈紫红色,箭头示 45°角分支,20×。

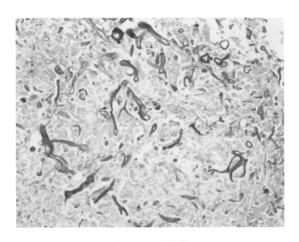

图 2-7　毛霉菌

注:菌丝粗细不匀,壁厚,极少分支,无孢子,较曲霉菌粗大,PAS 染色呈
紫红色,20×。

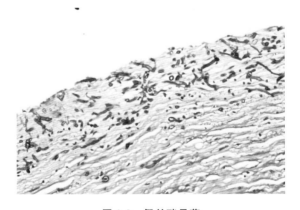

图 2-8　假丝酵母菌

注:可见圆形孢子、长直菌丝,分隔极少见,PAS 染色呈紫红色,20×。

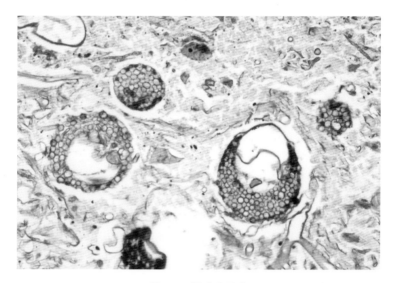

图 2-9 粗球孢子菌

注:侵袭性厚壁球体内含有大量小的内生孢子,PAS染色呈紫红色,40×。

(五)染色注意事项

(1)希夫试剂需低温避光保存,染色前需至少提前半小时从冰箱中取出,使其恢复至室温。

(2)高碘酸氧化后水洗时间不宜过长,否则不易着色甚至不着色。

(3)希夫试剂染色时需加盖避光,染色后水洗时间不宜长,洗去多余染液即可。

(4)苏木素衬染时间不宜长,可用盐酸酒精溶液快速分化。

二、六胺银染色

(一)染色原理

高碘酸或铬酸等氧化剂能断开多糖结构中的氨羟基或乙二醇基,将其氧化生成醛基;醛基将六胺银染液中的银离子还原成金属银;氯化金可将金属银稳定并消除染色过程中的黄色色调;硫代硫酸钠固定银盐并将未反应的银离子洗去。

(二)染色流程

1. 六胺银染色流程一(高碘酸氧化)

(1)切片(厚 3~5 μm),烘烤 30 min,趁热放入脱蜡剂脱蜡,重复 3 次,共计 20 min。

(2)无水酒精浸泡 3 次,每次 1 min,流水冲洗。

(3)滴加高碘酸溶液氧化静置 15 min,流水冲洗,蒸馏水洗。

(4)将切片放入已预热 15 min 62 ℃的六胺银染液中,30 min后蒸馏水洗。

(5)滴加 0.1%氯化金调色 1 min,蒸馏水洗。

六胺银染色
参考操作视频

（6）滴加 2% 硫代硫酸钠,反应 2 min,流水冲洗。

（7）滴加亮绿染液染 2 min,无水酒精洗去多余的亮绿染液。

（8）常规脱水,二甲苯透明,中性树胶封片。

2. 六胺银染色流程二(铬酸氧化)

（1）切片(厚 3～5 μm),烘烤 30 min,趁热放入脱蜡剂脱蜡,重复 3 次,共计 20 min。

（2）无水酒精浸泡 3 次,每次 1 min,流水冲洗。

（3）滴加铬酸溶液氧化 20 min,流水冲洗,蒸馏水洗。

（4）滴加偏重亚硫酸钠溶液,反应 1 min,流水冲洗 5 min,蒸馏水洗。

（5）将切片放入已预热 10 min 62 ℃ 的六胺银染液中,20 min 后蒸馏水洗。

（6）滴加 0.1% 氯化金调色 1 min,蒸馏水洗。

（7）滴加 2% 硫代硫酸钠,反应 2 min,流水冲洗。

（8）滴加亮绿染液染 2 min,无水酒精洗去多余的亮绿染液。

（9）常规脱水,二甲苯透明,中性树胶封片。

(三) 染色结果

真菌呈棕色至黑色,背景呈绿色。

(四) 典型病例图示

详见图 2-10 至图 2-14。

(五) 染色注意事项

（1）染色所用器皿需洁净处理。

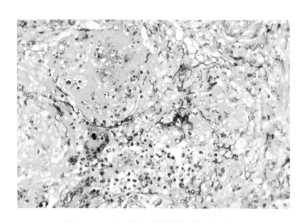

图 2-10　新型隐球菌（高碘酸氧化）

注：呈圆形或卵圆形，有厚壁荚膜及空晕，大小相差很大，直径 4～7 μm，也可达 20
μm，六胺银染色呈棕色至黑色，相较于 PAS 染色，六胺银染色敏感性更高，20×。

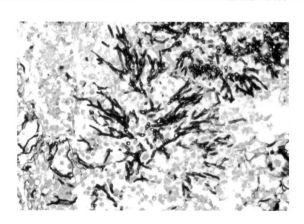

图 2-11　曲霉菌（高碘酸氧化）

注：菌丝粗细均匀，有分支，并可见许多圆形或者不规则孢子，可见分隔及 45°角分
支，六胺银染色呈棕色至黑色，40×。

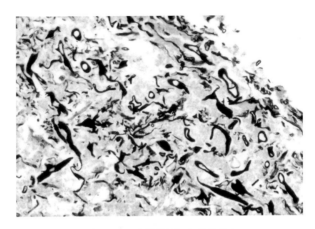

图 2-12 毛霉菌(高碘酸氧化)

注:菌丝粗细不匀,壁厚,极少分支,无孢子,较曲霉菌粗大,六胺银染色呈黑色,20×。

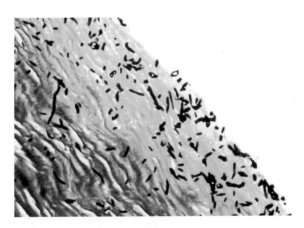

图 2-13 假丝酵母菌(铬酸氧化)

注:可见圆形孢子、长直菌丝,分隔极少见,六胺银染色呈黑色,20×。

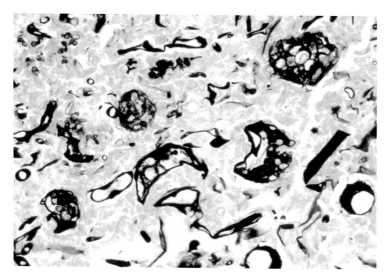

图 2-14　粗球孢子菌(高碘酸氧化)

注:侵袭性厚壁球体内含有大量小的内生孢子,六胺银染色呈黑色,40×。

（2）六胺银染色前后用蒸馏水洗切片以防自来水中的杂质污染切片或者加深背景。

（3）染色剂不同,染色流程也不同,本书介绍了两种不同染色剂的染色流程。

（4）各实验室需根据自身条件和阳性病例预实验结果,确定合适的染色流程。

（5）六胺银染色属进行性染色,需严格控制时间。在染色20 min 后,每隔 5～10 min 拿出切片观察,直至呈现棕黄色即可终止反应。

第三节　改良 Warthin-Starry 硝酸银染色

　　改良 Warthin-Starry 硝酸银染色(改良 W-S 硝酸银染色)可以很好地显示幽门螺杆菌、鼻硬结杆菌(克雷伯杆菌)及梅毒螺旋体,因阳性菌着染黑色,背景呈黄色而对比较强,很容易识别。本法对试剂配制、染色流程进行优化,更方便临床操作。

一、染色原理

　　着染目标物质具有嗜银性,在合适的条件下能吸附染液中的银离子。经显色反应后,吸附的银离子被还原成金属银沉淀在嗜银物质上而显色。

二、染色流程

　　(1) 切片(厚 3～5 μm),烘烤 30 min,趁热放入脱蜡剂脱

鼻硬结杆菌染色
参考操作视频

蜡,重复3次,共计 20 min。

（2）无水酒精浸泡 3 次,每次 1 min,流水冲洗,蒸馏水洗。

（3）将切片放入 50 ℃预热的硝酸银染液中,50 ℃水浴 2～4 h,取出切片用蒸馏水洗。

（4）放入显色液中反应 5 min,观察切片组织呈黄色至浅褐色。

（5）蒸馏水冲洗。

（6）常规脱水,二甲苯透明,中性树胶封片。

三、染色结果

梅毒螺旋体、幽门螺杆菌、鼻硬结杆菌呈黑色,背景呈黄色,细胞核呈深褐色。

四、典型病例图示

详见图 2-15、图 2-16。

五、染色注意事项

（1）染色所用器皿需洁净处理。

（2）染色前后用蒸馏水洗切片以防自来水中的杂质污染切片或者加深背景。

（3）在显色 3 min 后,组织呈现黄色至浅褐色即可终止反应。

（4）显色液需要现配现用。

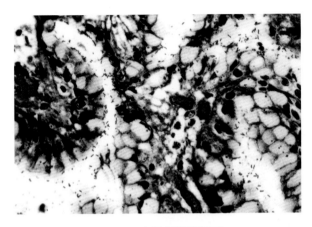

图 2-15　幽门螺杆菌(HP)

注:呈细、短棒状,位于胃小凹处及胃黏膜表面,改良 W-S 硝酸银染色呈黑色,40×。

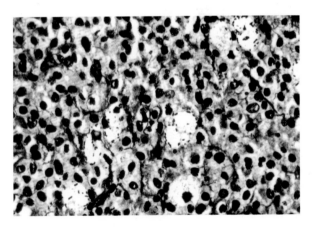

图 2-16　鼻硬结杆菌

注:呈粗、短棒状,位于鼻硬结细胞(Mikulicz 细胞)内,改良 W-S 硝酸银染色呈黑色,40×。

第三章

黏液染色

人体内的黏液物质又称黏多糖,主要分为三种,分别为中性黏液、酸性黏液和混合性黏液。PAS 染色可显示中性黏液,AB-PAS 染色可显示三种不同的黏液。AB 染色和黏液卡红染色可显示酸性黏多糖,二者不同之处为黏液卡红染色仅显示上皮来源的酸性黏液。

第一节　中性黏液染色

PAS 染色可以很好地显示中性黏液,染色原理、染色流程见第二章第二节真菌染色中 PAS 染色部分。中性黏液染色时,希夫试剂反应时间可缩短至 10～15 min,在临床工作中,可将黏液染色和真菌染色的 PAS 染色时间统一为 25 min,笔者在工作实践中证实适当延长染色时间对黏液染色结果无明显影响。

PAS 染色

参考操作视频

一、染色结果

中性黏液呈玫红色,细胞核呈蓝色。

二、典型病例图示

详见图 3-1。

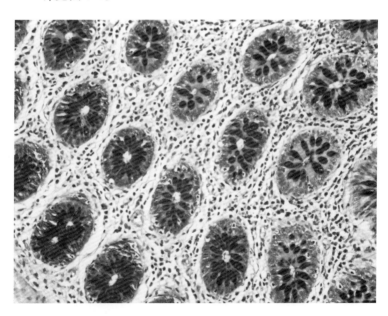

图 3-1　胃黏膜上皮细胞

注:胞质内中性黏液,PAS 染色呈玫红色,20×。

第二节　酸性黏液染色

酸性黏液可用 AB 染色和黏液卡红染色两种方法显示,二者不同之处在于黏液卡红染色仅显示上皮来源的酸性黏液,而 AB 染色还可显示结缔组织来源的酸性黏液,即间质中的酸性黏液。

一、AB 染色(pH 2.5)

(一)染色原理

染液中的阳离子基团与酸性黏液中的羧基、硫酸根等酸性阴离子基团结合形成蓝色不溶性复合物。

(二)染色流程

(1)切片(厚 3~5 μm),烘烤 30 min,趁热放入脱蜡剂脱蜡,重复 3 次,共计 20 min。

(2)无水酒精浸泡 3 次,每次 1 min,流水冲洗。

AB 染色
参考操作视频

（3）滴加 AB 染液反应 60 min，流水冲洗。

（4）滴加核固红染液反应 5 min，流水冲洗。

（5）常规脱水，二甲苯透明，中性树胶封片。

（三）染色结果

酸性黏液呈湖蓝色，细胞核呈红色。

（四）典型病例图示

详见图 3-2。

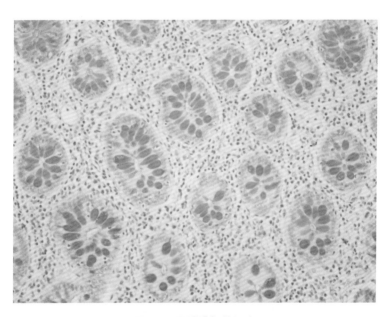

图 3-2　肠黏膜杯状细胞

注：酸性黏液呈湖蓝色，20×。

二、黏液卡红染色

(一)染色原理

黏液卡红染液与媒染剂中的铝形成复合物,再与黏液中的酸性基团结合形成玫红色复合物。

(二)染色流程

(1) 切片(厚 3～5 μm),烘烤 30 min,趁热放入脱蜡剂脱蜡,重复 3 次,共计 20 min。

(2) 无水酒精浸泡 3 次,每次 1 min,流水冲洗。

(3) 滴加苏木素染液,反应 5 min,流水冲洗。

(4) 滴加 0.5％盐酸酒精溶液快速分化,流水冲洗。

(5) 滴加 1％氨水返蓝,流水冲洗。

(6) 滴加黏液卡红染液(用蒸馏水将黏液卡红染液储存液稀释 2～3 倍配成工作液),反应 60 min,流水冲洗。

(7) 滴加柠檬黄(酒石黄)染液,反应 1 min,流水冲洗。

(8) 常规脱水,二甲苯透明,中性树胶封片。

黏液卡红染色
参考操作视频

（三）染色结果

酸性黏液呈红色,细胞核呈蓝色,红细胞呈黄色。

（四）典型病例图示

详见图 3-3。

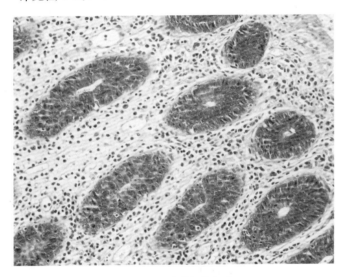

图 3-3 肠黏膜杯状细胞

注:酸性黏液呈红色,20×。

第三节 混合性黏液染色

混合性黏液常用 AB-PAS 染色。

一、染色原理

先用 pH 2.5 的 AB 染液染酸性黏液,在染色的同时,羧酸阴离子基团与 AB 染液的阳离子基团结合,阻断了酸性黏液羧酸分子中乙二醇基与高碘酸-无色品红的反应,不能生成红色复合物,因此在进行后续的 PAS 染色过程中只有中性黏液中的乙二醇基或氨羟基与高碘酸-无色品红发生反应,生成红色复合物。

二、染色流程

(1)切片(厚 3~5 μm),烘烤 30 min,趁热放入脱蜡剂脱蜡,重复 3 次,共计 20 min。

(2)无水酒精浸泡 3 次,每次 1 min,流水冲洗。

(3)滴加 AB 染液,反应 60 min,流水冲洗。

(4)滴加高碘酸氧化 10 min,流水冲洗。

(5)滴加希夫试剂,反应 20 min,加盖避光,流水冲洗。

(6)滴加苏木素染液,反应 2~5 min,流水冲洗。

(7)滴加 0.5%盐酸酒精溶液快速分化,流水冲洗。

AB-PAS 染色
参考操作视频

（8）滴加 1‰氨水返蓝，流水冲洗。

（9）常规脱水，二甲苯透明，中性树胶封片。

三、染色结果

酸性黏液呈湖蓝色、中性黏液呈红色、混合性黏液呈深浅不等的蓝紫色，细胞核呈蓝色。

四、典型病例图示

详见图 3-4、图 3-5。

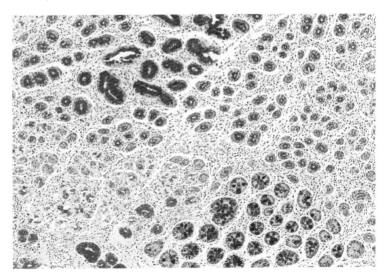

图 3-4　伴肠上皮化生的胃黏膜组织

注：AB-PAS 染色显示中性黏液呈红色，混合性黏液呈深浅不等的蓝紫色，10×。

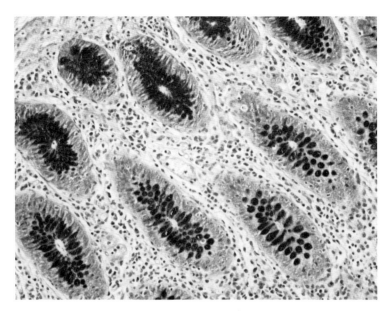

图 3-5　肠上皮化生胃黏膜上皮细胞

注:胞质内混合性黏液,AB-PAS 染色呈深浅不等的蓝紫色,20×。

第四章

弹力纤维染色

可显示弹力纤维的特殊染色方法有多种,如醛品红法染色、间苯二酚碱性品红染色、地衣红染色、维多利亚蓝染色。本书选用操作简单、试剂可反复使用、染色结果对比鲜明的维多利亚蓝染色。

一、染色原理

弹力纤维染色原理不明,可能是弹力纤维暴露的某些成分与维多利亚蓝染液结合形成复合物。

二、染色流程

(1)切片(厚 $3\sim5~\mu m$),烘烤 30 min,趁热放入脱蜡剂脱蜡,重复 3 次,共计 20 min。

弹力纤维染色
参考操作视频

（2）无水酒精浸泡 3 次，每次 1 min，流水冲洗。

（3）滴加 0.5％高锰酸钾溶液氧化 10 min，流水冲洗。

（4）滴加 1％～2％草酸溶液漂白 2 min，95％酒精冲洗。

（5）切片放入盛有维多利亚蓝染液的染缸，加盖避光，染色过夜。

（6）95％酒精冲洗，同时起到分化作用，流水冲洗。

（7）滴加 V.G 染液，反应 5 min，无水酒精冲洗。

（8）常规脱水，二甲苯透明，中性树胶封片。

三、染色结果

弹力纤维呈深浅不等的墨绿色至蓝色，胶原纤维呈红色，细胞核及其他成分呈黄色。

四、典型病例图示

详见图 4-1 至图 4-6。

五、染色注意事项

（1）维多利亚蓝染色前后均用 95％酒精冲洗，染色后的处理尤为重要，此步骤不仅能洗去多余染液，同时能起到分化作用。

（2）V.G 染色后，直接用无水酒精处理，不经水洗和 95％酒精冲洗。

（3）染液注意避光保存。

（4）此法中的多种染液保管妥当，均可反复使用。

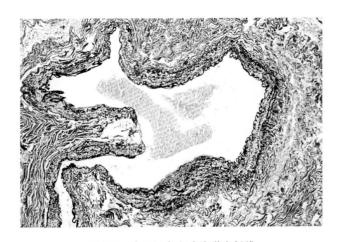

图 4-1　肺组织内小动脉弹力纤维

注:弹力纤维呈墨绿色、胶原纤维呈红色、红细胞呈黄色,10×。

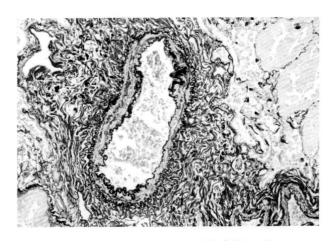

图 4-2　肺组织内小动脉及肺泡膜弹力纤维

注:弹力纤维呈墨绿色、胶原纤维呈红色、红细胞及细胞核呈黄色,10×。

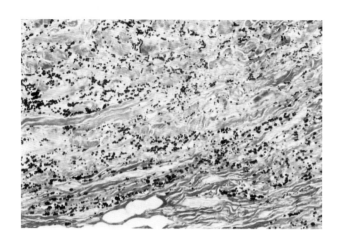

图 4-3　背部弹力纤维瘤

注:可见球状或者颗粒状分布,10×。

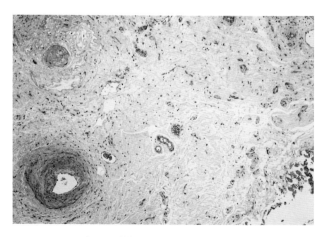

图 4-4　乙状结肠隆起(HE 染色)

注:间质呈均质的红色,10×。

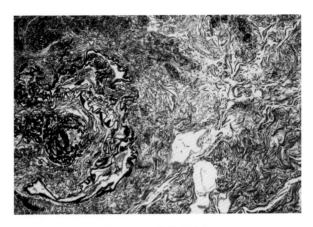

图 4-5　乙状结肠隆起

注:清晰地显示间质中的弹力纤维和胶原纤维,弹力纤维呈墨绿色,胶原纤维呈红色,20×。

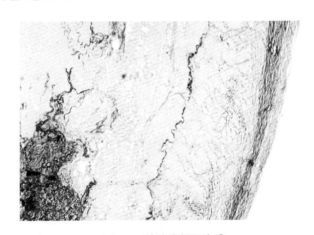

图 4-6　肺腺癌侵犯胸膜

注:弹力纤维呈墨绿色,胶原纤维呈红色,细胞核呈黄色,4×。

第五章

网状纤维染色

　　网状纤维染色有改良的 Gordon-Sweets 染色(简称 G-S 染色)和 Gomori 染色。本书选用 G-S 染色,相比 Gomori 染色,G-S染色试剂配制更简便,配制好的银氨染液可于 4 ℃保存1 个月,因此更适用于日常临床病理工作。

一、染色原理

　　高锰酸钾溶液氧化暴露网状纤维的嗜银性成分;媒染剂硫酸铁铵增强网状纤维与银氨染液的结合;镀银染色后,甲醛将与网状纤维结合的银氨配位化合物还原成棕黑色的金属银;硫代硫酸钠将已结合的银盐固定下来,同时洗去切片上未反应的银离子。

网状纤维染色
参考操作视频

二、Gordon-Sweets 染色(G-S 染色)

1. 常用试剂

(1) A 液:10%硝酸银。

(2) B 液:3%氢氧化钠。

(3) C 液:浓氨水。

2. 操作步骤　提前将 A、B、C 三种试剂配好,置于 4 ℃冰箱保存。取 A 液 0.5 mL、B 液 0.5 mL 加入有刻度的 15 mL 离心管混合,此时形成黑色沉淀,滴加 C 液,边滴边摇动至沉淀恰好溶解(肉眼可见少量细微颗粒),用蒸馏水将溶液体积补充至 10 mL,混匀即为银氨染液。将配制好的银氨染液放入棕色或者黑色瓶中,置于 4 ℃冰箱可保存 1 个月。使用前从冰箱内取出恢复至室温。

3. 注意事项　配制过程中需注意两点:滴加浓氨水时,必须边滴边摇,使每一滴浓氨水充分反应;氨水浓度必须足够。

三、染色流程

(1) 切片(厚 3～5 μm),烘烤 30 min,趁热放入脱蜡剂脱蜡,重复 3 次,共计 20 min。

(2) 无水酒精浸泡 3 次,每次 1 min,流水冲洗。

(3) 滴加 0.25%高锰酸钾溶液氧化 5 min,流水冲洗。

(4) 滴加 2%草酸溶液漂白 2 min,蒸馏水洗。

(5) 滴加 2%硫酸铁铵,反应 5 min,蒸馏水快速振洗。

(6) 滴加银氨染液,反应 1 min,蒸馏水快速振洗。

（7）滴加 4％甲醛，反应 20 s，流水快速洗。

（8）滴加 5％硫代硫酸钠，反应 2 min，水洗。

（9）常规脱水，二甲苯透明，中性树胶封片。

四、染色结果

网状纤维呈黑色，细胞核呈浅褐色，胶原纤维呈棕黄色。

五、典型病例图示

详见图 5-1 至图 5-7。

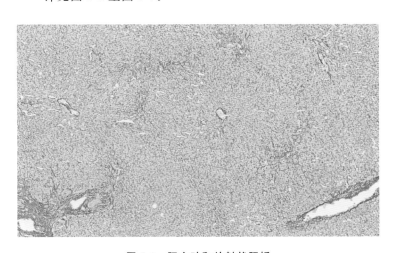

图 5-1　肝小叶和放射状肝板

注：网状纤维呈黑色，胶原纤维呈棕黄色，细胞核呈浅褐色，5×。

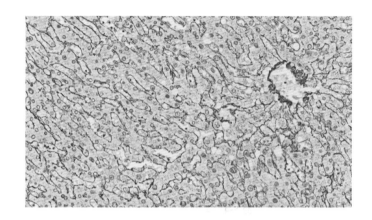

图 5-2　肝组织

注:网状纤维呈黑色,胶原纤维呈棕黄色,细胞核呈浅褐色,20×。

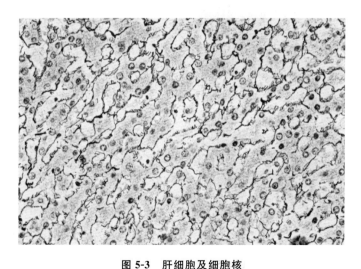

图 5-3　肝细胞及细胞核

注:肝细胞周围网状纤维呈黑色,细胞核呈浅褐色,40×。

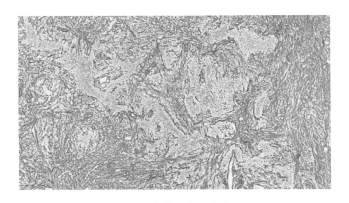

图 5-4 卵巢颗粒细胞瘤 1

注:肿瘤细胞团被网状纤维包绕,胶原纤维呈棕黄色,20×。

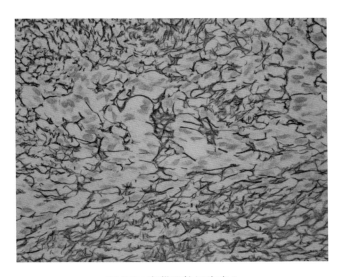

图 5-5 卵巢颗粒细胞瘤 2

注:肿瘤细胞团周围可见网状纤维,40×。

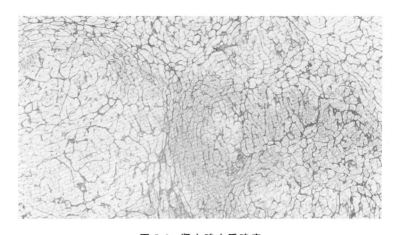

图 5-6 肾上腺皮质腺瘤

注:网状纤维分布规则,20×。

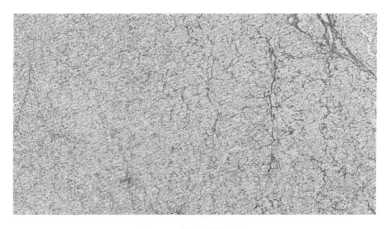

图 5-7 肾上腺皮质癌

注:网状纤维大部分缺失,20×。

六、染色注意事项

（1）染色所用器皿应洁净。

（2）硫酸铁铵和银氨染液作用前后均用蒸馏水洗，控制水洗次数和时间，水洗效果直接决定染色成败和染色效果。水洗过分则网状纤维着色淡甚至不着色，水洗不充分则背景着色或者网状纤维着色深浅不匀，因此蒸馏水洗时要求水量足、有力量、控制时间。

（3）网状纤维染色时间的控制相对较严格。

（4）氧化时若使用酸性高锰酸钾，需现配现用，且细胞核不易着色，需另做细胞核染色。

第六章

胶原纤维染色

胶原纤维染色方法主要有 Masson 染色和 V. G 染色,由于 Masson 染色颜色亮丽、对比鲜明,且可长时间保存不褪色,故本书选用 Masson 染色。

一、染色原理

Masson 染色中的丽春红、酸性品红和苯胺蓝都属于阴离子染液,只是相对分子质量大小不同,丽春红、酸性品红和苯胺蓝的相对分子质量分别为480.42、585.54和737.73。本法的染色原理是不同相对分子质量的染液在不同组织中的渗透性不同。红细胞对阴离子染液的渗透性最小,因而只能与相对分子质量最小的丽春红结合而呈红色;胞质和肌纤维渗透性居中,因而与中等相对分子质量的酸性品红结合而呈红色;胶原纤维渗透性最大,与相对分子质量最大的苯胺蓝结合而呈蓝色。

胶原纤维染色
参考操作视频

二、染色流程

(1) 切片(厚 3～5 μm),烘烤 30 min,趁热放入脱蜡剂脱蜡,重复 3 次,共计 20 min。

(2) 无水酒精浸泡 3 次,每次 1 min,流水冲洗。

(3) 滴加 0.5%高锰酸钾溶液氧化 5 min,流水冲洗。

(4) 滴加 1%～2%草酸溶液漂白 2 min,水洗。

(5) 滴加丽春红酸性品红染液 5 min,水速洗,1%冰醋酸洗 2～3 次。

(6) 滴加磷钼酸溶液,反应 1 min,直接倾倒。

(7) 滴加苯胺蓝染液,反应 5 min,1%冰醋酸洗 3～4 次。

(8) 无水酒精速洗。

(9) 二甲苯透明,中性树胶封片。

三、染色结果

胶原纤维呈蓝色,红细胞、胞质、肌纤维呈红色。

四、典型病例图示

详见图 6-1 至图 6-3。

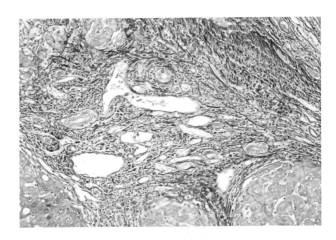

图 6-1 肝硬化

注:胶原纤维呈蓝色,红细胞、胞质呈红色,20×。

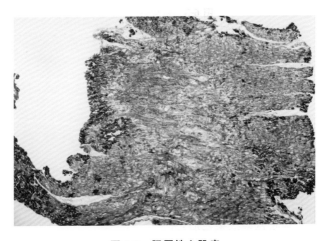

图 6-2 肥厚性心肌病

注:心肌间质的瘢痕组织呈蓝色,4×。

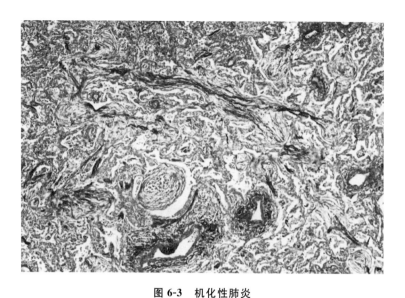

图 6-3　机化性肺炎

注:肺组织内纤维组织增生,肺泡腔内的 Masson 小体呈蓝色,10×。

五、染色注意事项

（1）本书阐述的 Masson 染色删除了细胞核的染色过程,不影响结果观察。

（2）丽春红酸性品红染液染色后,先用水速洗,洗去多余染液,再用 1% 冰醋酸洗。

（3）磷钼酸溶液处理后,不水洗。

（4）苯胺蓝染液染色后,无水酒精快速脱水。

第七章

病理性沉积物染色

第一节　淀粉样物质染色

　　淀粉样物质可以沉积在机体的任何组织,常见于脾、心、肝、肾。在慢性化脓性疾病、霍奇金淋巴瘤和甲状腺髓样癌中常伴有淀粉样物质沉积。甲醇刚果红染色为常用的淀粉样物质染色方法,该法染色时间短,简单易操作。

一、染色原理

　　刚果红的氨基与淀粉样物质的羟基结合而呈砖红色。

甲醇刚果红染色
参考操作视频

二、染色流程

（1）切片（厚 3～5 μm），烘烤 30 min，趁热放入脱蜡剂脱蜡，重复 3 次，共计 20 min。

（2）无水酒精浸泡 3 次，每次 1 min，流水冲洗。

（3）滴加甲醇刚果红染液，反应 20 min，加盖防止挥发。

（4）滴加碱性酒精分化数秒，流水冲洗数分钟。

（5）滴加苏木素染液，反应 2 min，水洗。

（6）滴加 0.5% 盐酸酒精水溶液分化，水洗。

（7）滴加 1% 氨水返蓝，水洗。

（8）常规脱水，二甲苯透明，中性树胶封片。

三、染色结果

淀粉及淀粉样物质呈砖红色，细胞核呈蓝色。

四、典型病例图示

详见图 7-1、图 7-2。

五、染色注意事项

（1）染液中的甲醇极易挥发，故而染色时需加盖防止试剂挥发。

（2）碱性酒精分化，时间短，数秒即可，分化后流水冲洗数分钟。碱性酒精分化时间过长可导致着色变淡甚至消失。

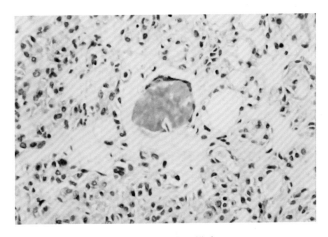

图 7-1　甲状腺髓样癌 1

注:淀粉样物质沉积呈砖红色,20×。

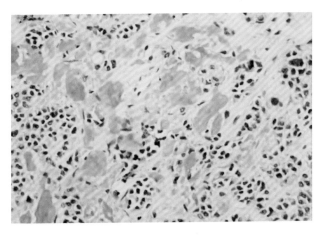

图 7-2　甲状腺髓样癌 2

注:淀粉样物质沉积呈砖红色,20×。

第二节　铁染色

普鲁士蓝染色是常用的显示三价铁离子的染色方法。

一、染色原理

机体内含铁物质主要是含铁血黄素,其是一种血红蛋白源性色素,易溶于酸。正常情况下,仅少量见于骨髓和脾脏。含铁血黄素中的铁为三价铁离子,因此本法使用亚铁氰化钾和盐酸处理,使三价铁离子呈现蓝色(普鲁士蓝反应阳性)。

二、染色流程

(1)切片(厚 3~5 μm),烘烤 30 min,趁热放入脱蜡剂脱蜡,重复 3 次,共计 20 min。

(2)无水酒精浸泡 3 次,每次 1 min,流水冲洗,蒸馏水洗。

(3)滴加亚铁氰化钾染液(临用前将 2% 亚铁氰化钾溶液和 2% 盐酸溶液按照 1:1 的比例混合),反应 20~30 min,加盖,蒸馏水洗。

铁染色
参考操作视频

（4）滴加核固红染液，反应 5 min，流水冲洗。

（5）常规脱水，二甲苯透明，中性树胶封片。

三、染色结果

三价铁离子呈蓝色，细胞核呈红色。

四、典型病例图示

详见图 7-3。

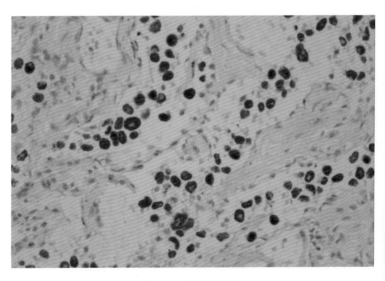

图 7-3　慢性肺淤血

注:肺泡腔内沉积的含铁血黄素中的三价铁离子呈蓝色,40×。

五、染色注意事项

（1）染色所用器皿应洁净。

（2）组织固定液必须新鲜，不含酸或者含酸极少，否则可将含铁血黄素溶解而致染色失败。

（3）染色前后用蒸馏水冲洗，防止污染。

第三节　铜染色

本书选用红氨酸法染铜离子，该法可常规脱水、透明和封片。

一、染色原理

铜离子和一些其他金属离子均能和红氨酸结合形成螯合物，而乙酸钠可以阻断红氨酸和除铜离子以外的其他金属离子的结合，这样就只显示铜离子和红氨酸的结合。

铜染色

参考操作视频

二、染色流程

(1) 切片(厚 3~5 μm),烘烤 30 min,趁热放入脱蜡剂脱蜡,重复 3 次,共计 20 min。

(2) 无水酒精浸泡 3 次,每次 1 min,流水冲洗,蒸馏水洗。

(3) 将切片放入盛有红氨酸染液(用试剂盒提供的稀释缓冲液将储存液稀释 20 倍)的染色缸内,37 ℃水浴过夜。

(4) 24 h 后,从水浴锅中取出切片,恢复至室温。

(5) 75%酒精浸泡 30 min,其间更换一次。

(6) 滴加无水酒精浸泡 10 min,蒸馏水洗。

(7) 滴加核固红染液,反应 5 min,水洗。

(8) 常规脱水,二甲苯透明,中性树胶封片。

三、染色结果

铜离子呈墨绿色,细胞核呈红色。

四、典型病例图示

详见图 7-4。

五、染色注意事项

(1) 染色所用器皿应洁净。

(2) 染色时间最好超过 24 h,以避免出现假阴性。

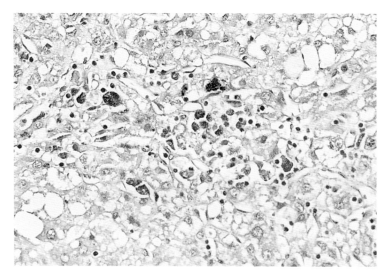

图 7-4　肝细胞

注:沉积的铜离子呈墨绿色,40×。

(3)染色前后用蒸馏水冲洗,防止污染。

第四节　纤维素染色

　　正常情况下,机体内的纤维素源于血液内纤维蛋白,病变导致血管壁通透性增加时血液中的纤维蛋白渗出到组织中形成丝网状纤维。马休黄-酸性品红-苯胺蓝染色将纤维素染成红色,可与胶原纤维的蓝色相区别。

一、染色原理

利用阴离子染液在不同组织的渗透性进行染色,可将不同成分显示出来。先以小相对分子质量的马休黄选择性着染红细胞,再用中等相对分子质量的酸性品红将纤维素和肌纤维染成红色,最后用大相对分子质量的苯胺蓝将结构疏松的胶原纤维染成蓝色。最终切片中纤维素和肌肉呈红色,胶原纤维呈蓝色,红细胞呈黄色。

二、染色流程

(1) 切片(厚 3～5 μm),烘烤 30 min,趁热放入脱蜡剂脱蜡,重复 3 次,共计 20 min。

(2) 无水酒精浸泡 3 次,每次 1 min,流水冲洗。

(3) 滴加天青石蓝染液,反应 3 min,流水冲洗。

(4) 滴加 Mayer 苏木素染液,反应 2 min,水洗。

(5) 0.5％盐酸酒精溶液分化,水洗。

(6) 1％氨水返蓝,流水冲洗。

马休黄-酸性
品红-苯胺蓝染色
参考操作视频

（7）95％酒精速洗，滴加马休黄染液，反应 2 min，蒸馏水洗。

（8）滴加酸性品红染液，反应 10 min，蒸馏水洗。

（9）滴加磷钨酸溶液，反应 5 min，蒸馏水洗。

（10）滴加苯胺蓝染液，反应 5 min，1％冰醋酸洗。

（11）无水酒精速洗，二甲苯透明，中性树胶封片。

三、染色结果

纤维素呈鲜红色，胶原纤维呈蓝色，红细胞呈黄色。

四、典型病例图示

详见图 7-5。

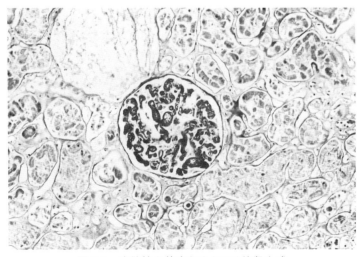

图 7-5　弥散性血管内凝血（DIC）的肾小球

注：肾小球毛细血管内纤维素性血栓呈红色，10×。

五、染色时需要注意

(1) 染色过程中多用蒸馏水洗。
(2) 苯胺蓝染液染色后,用1‰冰醋酸洗,无水酒精速洗。

第八章

髓鞘染色

　　髓鞘(myelin sheath)是包裹在神经轴突外面的一层膜,由施旺细胞和髓鞘细胞膜组成,其作用是绝缘,防止神经电冲动从神经元轴突传递至另一神经元轴突。髓鞘一般只出现在脊椎动物以及一些桡足类动物的神经元轴突外围,由髓磷脂构成,故又称髓磷脂鞘。髓鞘在一些间断部位缺如,这一部分称郎飞结,两个郎飞结之间的结构称结间体。0.05～1 mm,通常神经纤维越粗,郎飞结越长。髓鞘的重要性在多发性硬化症中可明显地表现出来,因为多发性硬化症是一种髓鞘功能退化的疾病。疾病会导致向肌肉传导信息的速度减慢,并最终失去对肌肉的控制。本书选用的髓鞘染色方法为砂罗铬花青法,该法染色时间短,着色清晰,便于临床工作。

髓鞘染色
参考操作视频

一、染色原理

砂罗铬花青和硫酸铁铵结合形成复合物,经甲醛固定后的髓鞘脂蛋白能与这种复合物牢固地结合而着色。

二、染色流程

(1) 切片(厚 3～5 μm),烘烤 30 min,趁热放入脱蜡剂脱蜡,重复 3 次,共计 20 min。

(2) 无水酒精浸泡 3 次,每次 1 min,流水冲洗。

(3) 滴加砂罗铬花青染液,室温反应 20 min,流水冲洗 5～10 min 至组织呈蓝色。

(4) 10％硫酸铁铵水溶液分化 1～2 min,至胶原纤维和肌纤维接近无色或淡灰色,髓鞘呈清晰的蓝色。

(5) 流水冲洗 5～10 min。

(6) 滴加核固红染液,反应 5 min,水稍洗。

(7) 常规脱水,二甲苯透明,中性树胶封片。

三、染色结果

髓鞘呈蓝色,细胞核呈红色。

四、典型病例图示

详见图 8-1。

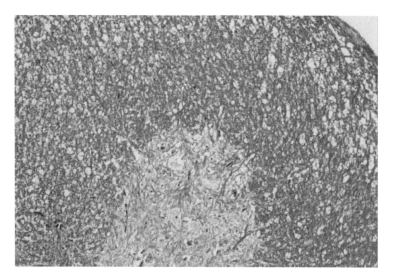

图 8-1　小鼠脊髓

注:髓鞘呈蓝色,10×。

第九章

肾活检病理技术

肾活检病理学是病理学的一个重要分支,由于该领域的特殊要求,必须将光学显微镜(光镜)、免疫组织化学和电子显微镜(电镜)的检查结果进行综合分析判断,所以肾活检病理学技术也有不同于常规病理学技术的要求,主要表现在以下几个方面。

(1)肾活检组织比较小,以 mm 为单位。

(2)肾脏的组织结构复杂,需要做不同染色进行观察。

(3)很多肾脏疾病的病因或发病机制与免疫异常有关,需要做特定的免疫组织化学检测。

肾活检技术包括常规技术、特殊染色、免疫荧光和免疫组织化学染色技术。这些技术从不同角度揭示了肾小球大小,细胞的类型、数量、血管袢的形态,免疫复合物等特殊蛋白的有无及沉积部位,肾小管及血管的形态等,对肾脏疾病的诊断至关重要,还能提供指导临床治疗、判断疾病预后和揭示肾脏疾病发病机制的重要信息。本章仅对肾活检中的光镜技术(包括 HE 染色和特殊染色)及免疫荧光染色进行阐述。

第一节　肾活检的光镜技术

一、肾活检组织石蜡标本的制作

(一) 取材

核对患者基本信息,用镊子小心夹取肾活检组织,注意不得将组织夹断以免影响组织切片的完整性。分割时应放在白色透明的蜡板上,使用锋利的手术刀片分割组织。对于有条件的单位一定要使用显微镜观察肾活检组织是否有肾小球以及肾小球数量是否满足诊断需求。对于肾活检组织石蜡标本肾小球数目,光镜技术检查应有 10 个以上肾小球,免疫荧光染色检查应有 5 个以上肾小球,电镜检查应有 2 个以上肾小球。免疫荧光染色检查和电镜检查应避免硬化的肾小球。为提高肾活检组织石蜡标本的制备质量,建议使用不同颜色的标本储存管存放光镜技术检查标本、免疫荧光染色检查标本和电镜标本。

(二) 固定

一般使用 4% 中性甲醛固定液固定。

(三) 脱水

肾活检组织石蜡标本脱水时,时间不宜过长否则会导致组织变脆。应采用由低到高浓度梯度的酒精脱水。75%酒精、85%酒精、95%酒精（Ⅰ）、95%酒精（Ⅱ）、无水酒精（Ⅰ）、无水酒精（Ⅱ），分别脱水30 min。

（四）透明

透明剂选用二甲苯，包括二甲苯（Ⅰ）、二甲苯（Ⅱ），分别透明30 min。

（五）浸蜡

浸蜡3次，每次20～30 min，肾活检组织石蜡标本的处理流程与常规病理标本处理流程基本一致。

（六）包埋

包埋时应注意将标本包在同一包埋平面上，以利于保持组织切片的完整性。

（七）切片

组织切片要薄切，以2～3 μm为宜。

二、HE 染色和特殊染色流程

肾活检的光镜常规染色包括苏木素-伊红染色法（HE 染色）和特殊染色，其中特殊染色包括 PAS 染色、Masson 染色、六胺银染色、甲醇刚果红染色等。不同染色方法显示的组织结构特征不同，观察目的也有区别。

在肾活检病理诊断中,PAS 染色主要用于观察肾组织的基本结构,能很好地显示肾小球和肾小管的基底膜,染色结果显示细胞核呈蓝色,基底膜、肾小球系膜基质、胶原纤维及细胞质呈紫红色。Masson 染色主要用于观察坏死性病变、免疫复合物沉积,染色结果显示胶原纤维呈蓝色,肌纤维呈红色,红细胞呈红色。甲醇刚果红染色是诊断淀粉样变性的重要手段,染色结果显示淀粉样物质呈砖红色,细胞核呈蓝色。六胺银染色显示肾小球基底膜呈黑色,免疫复合物呈红色,胶原纤维呈红色。

(一) HE 染色

详见图 9-1。

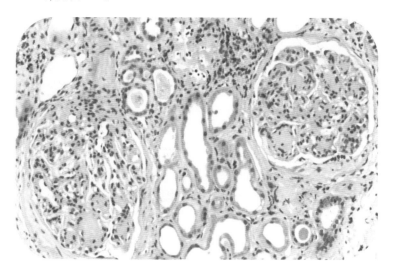

图 9-1　HE 染色

注:可见肾小管刷状缘脱落、肾小球系膜结节状增生,10×。

(二) PAS 染色

1. 染色原理 高碘酸是一种氧化剂,它能破坏多糖类结构的碳键。切片组织首先被高碘酸溶液氧化,使组织内多糖分子的乙二醇基或氨羟基的碳键打开,生成醛类化合物。暴露出来的游离醛基与希夫试剂中的无色品红作用,生成新的红色至紫红色复合物。

2. 染色流程

(1) 切片常规脱蜡至水。

(2) 蒸馏水洗 1～2 min。

(3) 高碘酸溶液氧化 10 min。

(4) 蒸馏水洗,甩去多余水分。

(5) 希夫试剂染色 10～15 min。

(6) 流水冲洗,甩去多余水分。

(7) 苏木素染液染核 2 min。

(8) 流水冲洗返蓝 3～5 min,甩干多余水分。

(9) 常规脱水透明,中性树胶封固。

3. 染色结果 细胞核呈蓝色,基底膜、肾小球系膜基质、胶原纤维及细胞质呈紫红色。

4. 典型病例图示 详见图 9-2。

5. 注意事项

(1) 苏木素染液建议常温储存,上色效果更佳。

(2) 希夫试剂临用前半小时从冰箱内取出恢复至室温,未染色试剂出现淡红色时不能使用。

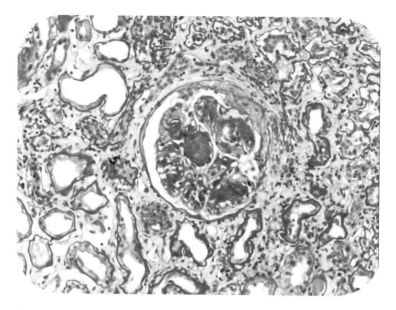

图 9-2　PAS 染色

注:可见糖尿病肾病系膜区 K-W 结节,系膜区及基底膜呈紫红色,10×。

(3)若试剂盒储存于 2~8 ℃,染色过程中试剂逐渐变成淡红色,属正常现象。

(4)希夫试剂染色的时间随室温而定,夏季室温高,作用 10 min 已足够,冬季室温低,可延长至 20 min 左右。

(三) Masson 染色

1.染色原理　孔隙较大的组织细胞如胶原纤维、软骨等与相对分子质量大的苯胺蓝结合而呈蓝色,孔隙较小的肌纤维与相对分子质量小的酸性品红结合而呈红色。

2．染色流程

（1）切片常规脱蜡至水。

（2）Weigert 铁苏木素 A、B 液等比例混合液染 5～10 min，流水稍洗。

（3）1％盐酸酒精溶液分化数秒，流水冲洗数分钟。

（4）丽春红酸性品红染液染 5～10 min，流水稍冲洗。

（5）磷钼酸溶液处理约 5 min，倾去玻片上磷钼酸溶液（不用水洗）。

（6）用苯胺蓝染液复染 3～5 min，倾去玻片上染液（不用水洗）。

（7）用 1％冰醋酸溶液（1％冰醋酸溶液配制：99 mL 蒸馏水＋1 mL 冰醋酸）冲洗切片，至切片无蓝色脱出（必要时，镜下控制）。

（8）95％酒精稍洗，无水酒精脱水，二甲苯透明，中性树胶封固。

3．染色结果　Masson 染色主要用于观察坏死性病变、免疫复合物沉积。染色显示胶原纤维呈蓝色，肌纤维呈红色，红细胞呈红色。

4．典型病例图示　详见图 9-3。

5．注意事项

（1）Weigert 铁苏木素分 A、B 液应于临用前等比例混合，不宜预先混合，否则容易形成沉淀而逐渐失去染色力。

（2）磷钼酸溶液处理时最好在镜下控制，见肌纤维呈红色，胶原纤维呈淡红色即可。

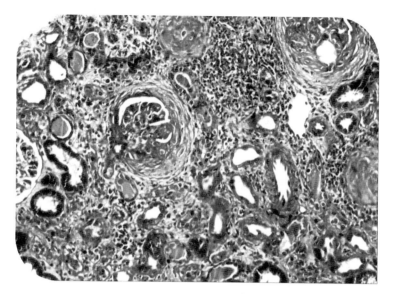

图 9-3　Masson 染色

注:可见细胞纤维性新月体,10×。

（3）部分组织经 95% 酒精脱水容易造成脱色过度,应注意控制。

（四）六胺银染色

1. 染色原理　组织经高碘酸氧化,使基底膜内的黏多糖暴露出醛基,醛基将六胺银还原为黑色的金属银。硫代硫酸钠对已显色的银盐起固定作用,并能除去未反应的银离子。

2．六胺银染色流程

（1）切片脱蜡至水。

（2）高碘酸溶液氧化 10～15 min，流水冲洗。

（3）将准备好的六胺银染液放入 62 ℃ 水浴箱预热约 5 min。注意六胺银染液不能接触到金属离子，确保水浴箱的温度到达 62 ℃。

（4）切片放入预热至 62 ℃ 的六胺银染液中恒温作用30～60 min(为确保温度恒定在 62 ℃，直至见到切片在黄棕色的背景中有黑色物质时，取出切片，蒸馏水洗后镜下检查，以肾小球毛细血管基底膜出现黑色的沉淀为标准)。若染色不够深，可用蒸馏水冲洗后再放回六胺银染液中继续染色，流水冲洗。

（5）硫代硫酸钠溶液处理 3 min，流水冲洗。

（6）伊红染液复染 30～60 s。

（7）各级酒精脱水，二甲苯透明，封固。

3．染色结果 肾小球基底膜呈黑色，免疫复合物和胶原纤维呈红色。

4．典型病例图示 详见图 9-4。

5．注意事项

（1）六胺银染液不能重复使用，临用前新鲜配制。配制好的六胺银染液若不能及时使用，需避光密封放置于 2～8 ℃冰箱内，并限一个月内使用完。

（2）此法是进行性染色，肾小管基底膜一般比肾小球毛细血管基底膜显色早，但应以后者作为观察标准，肾小球毛细血管基底膜呈黑色而背景呈黄棕色为宜。

（3）本法所用的器皿，应预先用清洁液浸泡，并冲洗干净，用后也需用清洁液浸洗。

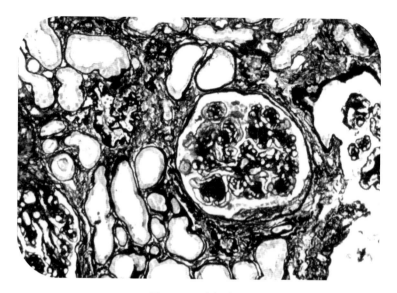

图 9-4 六胺银染色

注:糖尿病肾病系膜区 K-W 结节,系膜区及基底膜呈黑色,10×。

(五)甲醇刚果红染色

1. 染色原理 淀粉样物质对刚果红有选择性的亲和力,因此容易着色。刚果红的氨基和淀粉样物质的羟基结合,平行附着在淀粉样物质的纤维上而显红色。

2. 染色流程

(1)切片常规脱蜡至水。

(2)用甲醇刚果红染液染 10～20 min,倾去染液。

(3)直接用碱性酒精分化液急速分化数秒(镜下控制,速度要快,否则易脱色过度),流水冲洗 5 min。

（4）苏木素染液染 2 min，流水冲洗 5 min。

（5）常规脱水透明，中性树胶封固。

3. 染色结果　淀粉样物质呈砖红色(普通光学显微镜)。

4. 典型病例图示　详见图 9-5。

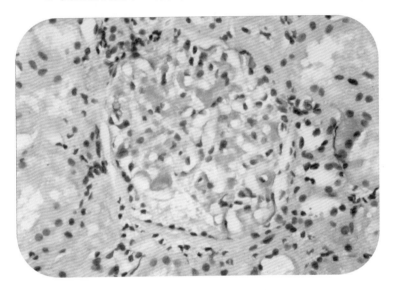

图 9-5　甲醇刚果红染色

注：肾小球系膜区淀粉样物质沉积，10×。

5. 注意事项

（1）淀粉样物质与弹力纤维都呈刚果红颜色，两者在形态上有所不同，应注意区别。

（2）碱性酒精分化要适度，若分化不足，胶原纤维也可着色。分化过度时淀粉样物质也可脱色，应在显微镜下控制分化的程度。

(3)淀粉样物质未染色的蜡片,存放一年后与刚果红结合的能力将逐渐减弱。

第二节　肾活检的免疫荧光染色

制作肾活检组织的冰冻切片是非常重要的环节,是进行免疫病理学检查的基础,因为冰冻切片可最大限度保存肾活检组织的抗原,便于进行免疫荧光染色和免疫组织化学检查。分取制作冰冻切片组织标本后,为避免组织标本干涸,尽快使用用生理盐水浸泡的纱布将其包裹并放入低温保温容器中,尽快送至病理实验室,OCT 包埋后制作冰冻切片。

一、冰冻切片直接免疫荧光法

(一) 操作流程

(1)冰冻切片(切片厚度 5 μm)干燥后,冷丙酮室温固定 10～15 min。

(2)磷酸盐缓冲液(PBS 缓冲液)冲洗 3 次,每次 2 min。

(3)滴加荧光素标记的动物抗人抗体。

(4)将切片放置于湿盒内,4 ℃孵育过夜或 37 ℃孵育 30～60 min。

(5)磷酸盐缓冲液(PBS 缓冲液)冲洗 3 次,每次 2 min。

(6)用甘油缓冲液封片,荧光显微镜下观察。

肾活检的免疫病理学常规检查指标为 IgA、IgG、IgM、C3c 和纤维蛋白原(fibrinogen),根据需要,可检查 C4c、C1q、IgG1、Kappa、Lambda 等。所用标记抗体应选择国际和国内公认的试剂公司产品,抗体孵育浓度参考说明书。

(二)染色结果

异硫氰酸荧光素(FITC)发绿色荧光。封固后如不立即镜检,可将切片放入湿盒内,存入 4 ℃冰箱中避光保存,当天镜检荧光强度差异不大,但荧光易淬灭,随着时间的延长荧光亮度逐渐减弱。

二、冰冻切片间接免疫荧光法

(一)操作流程

(1)冰冻切片(切片厚度 5 μm)干燥后,冷丙酮室温固定 10~15 min。

(2)PBS 缓冲液冲洗 3 次,每次 2 min。

(3)将切片放置于湿盒内,滴加第一抗体(动物抗人抗体),37 ℃孵育 30~60 min。

(4)PBS 缓冲液浸润冲洗 3 次,每次 5 min。

(5)滴加荧光素标记的第二抗体,37 ℃孵育 30 min。

(6)PBS 缓冲液冲洗 3 次,每次 2 min。

(7)用甘油缓冲液封片,荧光显微镜下观察。

（二）染色结果

与冰冻切片直接免疫荧光法相同。

三、石蜡切片直接免疫荧光法

（一）染色流程

（1）石蜡切片厚 $2\sim3~\mu m$，放入 $62\sim70~℃$ 烤箱烤片 $60~min$。

（2）常规脱蜡至水。

（3）PBS 缓冲液冲洗 3 次，每次 2 min。

（4）在微波炉或高压锅内进行抗原修复，冷却后再滴加胃蛋白酶抗原修复液修复 $3\sim5~min$。

（5）将切片放入 PBS 缓冲液冲洗 3 次，每次 2 min。

（6）直接滴加动物抗人荧光素标记的抗体。

（7）将切片放置在湿盒内，$37~℃$ 温箱孵育 $30\sim60~min$。

（8）PBS 缓冲液冲洗 3 次，每次 2 min。

（9）用甘油缓冲液封片，荧光显微镜下观察。

（二）染色结果

与冰冻切片间接免疫荧光法相同（图 9-6 至图 9-18）。

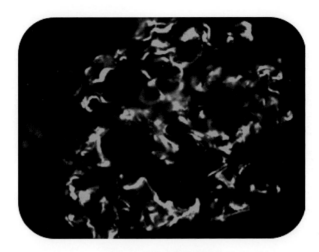

图 9-6　IgA-FITC 染色

注:系膜区块状沉积,20×。

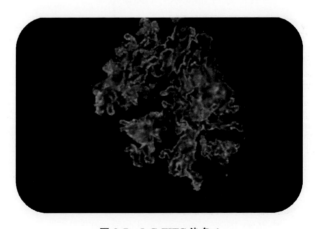

图 9-7　IgG-FITC 染色 1

注:毛细血管袢颗粒状沉积,20×。

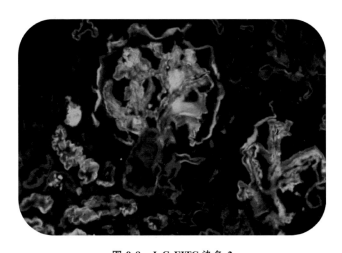

图 9-8　IgG-FITC 染色 2

注:毛细血管袢、鲍曼氏囊壁、肾小管基底膜线状沉积,20×。

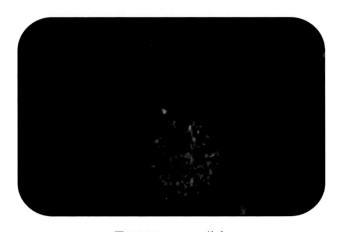

图 9-9　IgM-FITC 染色

注:节段系膜区及节段毛细血管袢颗粒状及块状沉积,10×。

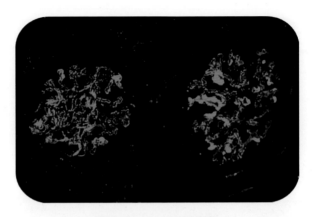

图 9-10　C1q-FITC 染色

注:毛细血管祥颗粒状沉积,20×。

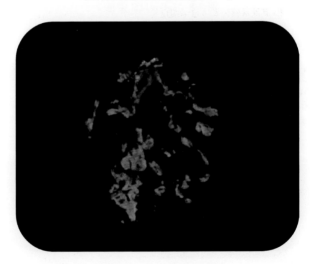

图 9-11　C3c-FITC 染色

注:系膜区块状沉积,20×。

图 9-12　C4c-FITC 染色

注:节段系膜区及节段毛细血管袢颗粒状及块状沉积,20×。

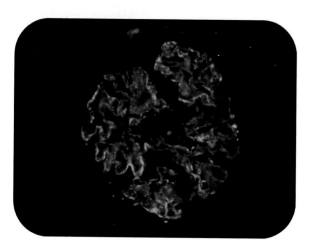

图 9-13　Kappa-FITC 染色

注:毛细血管袢颗粒状沉积,20×。

图 9-14　Lambda-FITC 染色

注:毛细血管祥颗粒状沉积,20×。

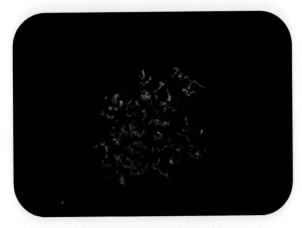

图 9-15　fibrinogen-FITC 染色

注:毛细血管祥颗粒状沉积,20×。

图 9-16　IgG1-FITC 染色

注:毛细血管袢颗粒状沉积,20×。

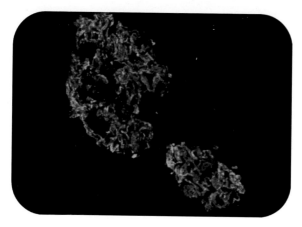

图 9-17　IgG2-FITC 染色

注:毛细血管袢颗粒状沉积,20×。

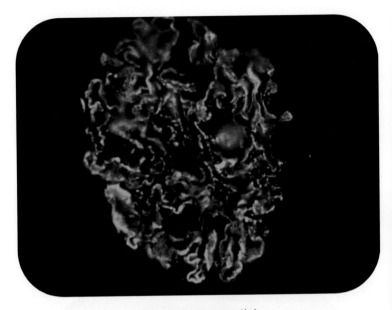

图 9-18　IgG4-FITC 染色

注:毛细血管袢颗粒状沉积,20×。

第十章

特殊染色常用设备及器皿

一、设备

1. 电热恒温鼓风干燥箱 用于染色前烤片,以利于脱蜡,温度设置在 70～80 ℃。使用时打开,用完断电,拔掉插头,以保证实验室安全(图 10-1)。

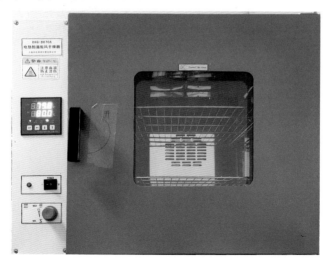

图 10-1　电热恒温鼓风干燥箱

2. 电热恒温水浴锅 在六胺银染色和铜染色过程中,需要恒定的水浴温度。最好使用小型水浴锅,因为升温快。建议准备两个,以备染色所需温度不同时使用(图 10-2、图 10-3)。

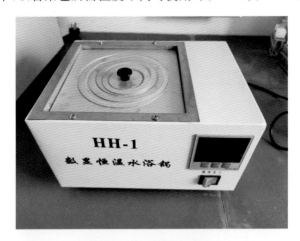

图 10-2　电热恒温水浴锅 1

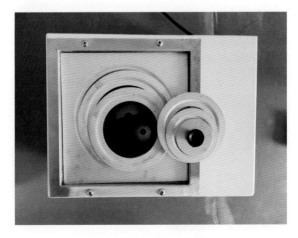

图 10-3　电热恒温水浴锅 2

3. **蒸馏水器或者纯水机** 特殊染色试剂配制过程中需要蒸馏水或者纯化水作为溶剂。此外,六胺银染色、网状纤维染色、铜染色、铁染色时,切片进染液前后需要用蒸馏水洗,以免自来水中杂质影响染色效果。

4. **普通冰箱** 存放需要冷藏保存的试剂及储备试剂。

5. **普通光学显微镜** 用于染色后观察染色效果和结果判读。

二、器皿

1. **切片架** 切片切好后按照染色分类装入切片架,放入烤箱烘烤。

2. **1000 mL 玻璃缸** 用于盛装脱蜡剂、脱水剂、染色时的分化试剂和返蓝试剂(图 10-4)。

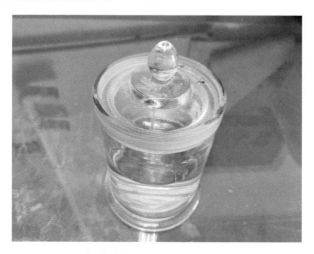

图 10-4　1000 mL 玻璃缸

3. 玻璃染色缸(立式、卧式) 卧式玻璃染色缸用于盛装脱蜡完成后待染色的切片。立式玻璃染色缸用于盛装配制好的需要在电热恒温水浴锅内染色的切片(同类染色切片较多的情况下使用)(图 10-5)。

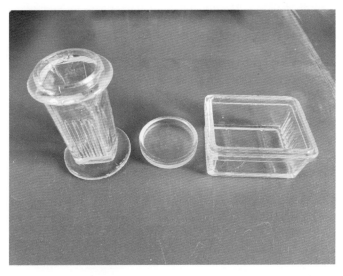

图 10-5 玻璃染色缸(立式、卧式)

4. 塑料切片盒(5 片装) 用于盛装制作好的需要在电热恒温水浴锅内染色的切片(同类染色切片较少的情况下使用)(图 10-6)。

5. 一次性刻度吸管 稀释或者配制试剂时使用(图 10-7)。

6. 一次性塑料离心管 用于盛装临时配制需要稀释使用的试剂。

7. 15~20 mL 刻度离心管 用于配制网状纤维染色的银氨染液,以保证最后的溶液体积准确(图 10-8)。

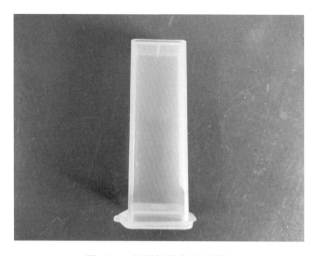

图 10-6　塑料切片盒(5 片装)

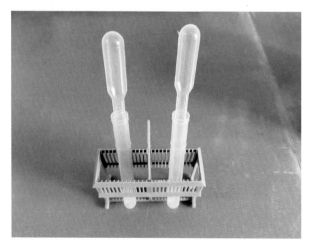

图 10-7　塑料染色架及一次性刻度吸管、离心管

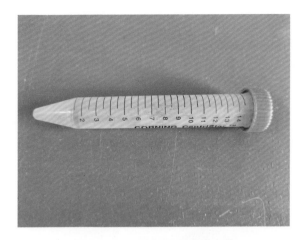

图 10-8　15～20 mL 刻度离心管

8. 20 mL 黑色塑料试剂瓶(带内塞)　用于盛装配制好的银氨染液,黑色可以很好地避免光照(图 10-9)。

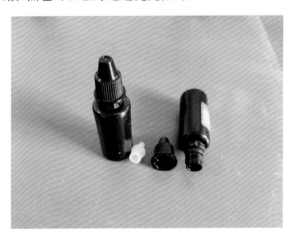

图 10-9　20 mL 黑色塑料试剂瓶(带内塞)

9. 10 片装湿盒(最好是黑色) 不同染色时分开使用,一是避免出错,二是特殊染色的染色剂大多具有挥发性,避免不同试剂放在一个湿盒内,易挥发的试剂之间发生化学反应导致染色失败。

第十一章

器皿洁净处理

一、洗液配制

1. 5%(V/V)稀盐酸

（1）吸取合适的浓盐酸，按体积比进行稀释，加入一定量的蒸馏水中即可。配制时需要在水池边，以防止盐酸漏出对周围物品造成腐蚀。

（2）配制时注意个人防护，戴好口罩，盐酸具有很强的挥发性，以免经口鼻吸入造成损伤。

（3）戴手套操作，以免液体漏出损伤皮肤。

2. 中等强度重铬酸钾洗液

（1）将重铬酸钾加入蒸馏水中，使其充分溶解（因重铬酸钾极难溶解，可水浴溶解或先将其研磨成粉再加到蒸馏水中），然后慢慢加入浓硫酸（浓硫酸加入水中会释放热量，所以要慢慢加，此过程严禁将水加入浓硫酸以防释放大量热量发生爆炸）。

（2）浓硫酸加入水中时注意边加边搅动，不要有液体溅出，盛装洗液的容器壁过热，可等冷却后再继续加浓硫酸。

（3）配制人员操作时要做好防护，穿橡皮围裙、长筒胶靴，戴护目镜和厚橡胶手套。

（4）冷却后使用，新鲜配制的洗液为红褐色，氧化能力很强,洗液用久后变为黑绿色(可加入高锰酸钾使其恢复),即说明洗液氧化洗涤力丧失。

(5)洗液成分为重铬酸钾 1200 g,浓硫酸 2000 mL,蒸馏水10000 mL。

二、器皿洁净处理流程

为避免染色过程中杂质的污染,所用盛装试剂的器皿需要洁净处理,常用洗液浸泡过夜,具体流程如下。

(1)使用过的器皿及时用自来水浸泡,以免水分干后试剂黏附在器皿上洗不掉。

(2)用毛刷旋转刷洗,自来水洗净,稍沥干水,放入洗液浸泡过夜或将洗液灌满器皿过夜。

(3)次日从洗液中捞出器皿或者将器皿中的洗液倒入盛装洗液的大缸中。

(4)自来水灌洗 10 次左右,放入水盆中用流水冲洗 30～60 min,再次灌洗 10 次,蒸馏水灌洗 3 次。

(5)60 ℃电热恒温鼓风干燥箱内烘干备用。

参 考 文 献

[1] 凌启波.实用病理特殊染色和组化技术[M].广州:广东高等教育出版社,1989.

[2] 张哲,陈辉.实用病理组织染色技术[M].沈阳:辽宁科学技术出版社,1988.

[3] 梁英杰,凌启波,张威.临床病理学技术[M].北京:人民卫生出版社,2011.

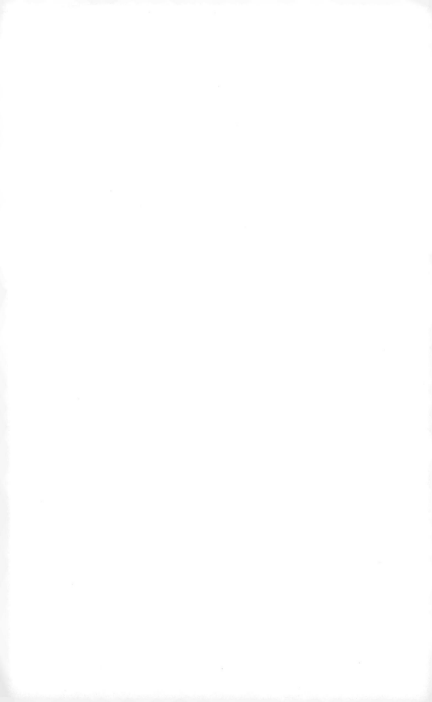